AF346982

ACADÉMIE DE MÉDECINE

Séance du 29 août 1876

UN CAS

DE

MORVE SUR L'HOMME

Historique de la Maladie.
Résultats d'inoculations au Cheval, à l'Âne et à la Chèvre.
Police sanitaire.

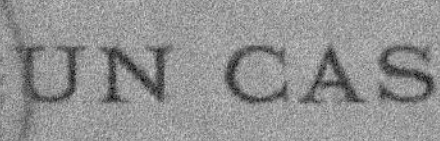

Lecture faite par M. J. VISEUR

Médecin-Vétérinaire départemental à Arras
Secrétaire de la Société Vétérinaire des départements du Nord et du Pas-de-Calais

UN CAS

de

MORVE SUR L'HOMME

TABLE DES MATIÈRES

ACADÉMIE DE MÉDECINE

Séance du 29 août 1876

UN CAS

DE

MORVE SUR L'HOMME

Historique de la Maladie.
Résultats d'inoculations au Cheval, à l'Ane et à la Chèvre.
Police sanitaire

Lecture faite par M. J. VISEUR

Médecin-Vétérinaire départemental à Arras

Secrétaire de la Société Vétérinaire des départemens du Nord et du Pas-de-Calais

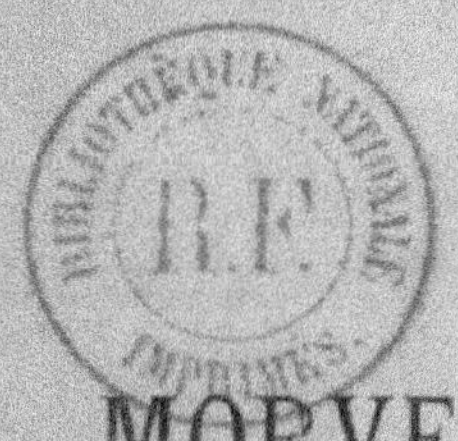

UN CAS

MORVE SUR L'HOMME

Lecture faite à l'Académie de Médecine

dans sa séance du 29 août 1876

PAR M. J. VISEUR

MESSIEURS,

L'étude des épizooties est indiquée parmi les motifs qui ont déterminé la création de l'Académie de médecine, et la présence des vétérinaires au milieu de vous, la part surtout qu'ils prennent à vos travaux, témoignent combien était justifiée la volonté du fondateur.

Souvent, en effet, vos séances ont été consacrées à des discussions très-utiles sur les maladies contagieuses des animaux domestiques, et il n'en pouvait être autrement puisque la plupart de ces maladies sont susceptibles de se transmettre à l'homme, qu'elles rapprochent ainsi, plus qu'il ne convient à son orgueil, des autres espèces zoologiques.

C'est donc en m'inspirant de vos actes plus encore que de vos statuts organiques que je me présente devant vous, non certes comme un savant, mais comme un praticien qui s'efforce de bien voir les faits que la nature met sous ses yeux, de chercher leur raison et l'enseignement qu'ils comportent. J'ai l'espoir, Messieurs, que vous m'écouterez avec bienveillance.

I.

HISTORIQUE DE LA MALADIE.

Le 14 juin dernier, en procédant aux opérations du classement des chevaux et des mulets susceptibles d'être mobilisés pour le service de l'armée, nous avons rencontré, mon collègue M. Rawicz, vétérinaire en premier au 19ᵉ régiment de chasseurs, et moi, agissant en qualité de délégué civil, dans la commune d'Ervillers, chez la dame veuve Leleu, deux chevaux atteints de morve et un autre d'un engorgement farcineux chroniques. Ces animaux furent abattus le lendemain, et la nécropsie des deux premiers révéla les lésions de la morve très-ancienne.

Avant de nous présenter ses chevaux, la dame Leleu, qui était, comme ses concitoyens, prévenue de notre arrivée et qui n'agissait d'ailleurs que par son fils, *adjoint au maire*, les avait fait passer et nettoyer dans l'abreuvoir communal pour dissimuler l'existence de la maladie. La veille, dans le même but, elle avait fait disparaître et transporter mourant à l'équarrissage de Bapaume un quatrième sujet par trop compromettant.

Ce n'étaient pas les premiers cas de morve qui se déclaraient chez la dame Leleu, car un enquête sérieuse a établi que la morve y sévissait depuis longtemps et qu'en 1874, son mari, qui était encore vivant, avait déjà dû faire abattre quatre chevaux quand tout *espoir de guérison avait été perdu*.

Tous ceux qui avaient mission de parler semblent avoir été d'accord pour ne rien dire et le maire lui-même, qui n'ignorait pas la nature de la maladie sé-vissant chez Leleu (puisque pour avoir prêté un harnais à ce dernier il a payé sa complaisance par la perte de deux chevaux devenus morveux), s'est montré aussi discret que son adjoint et, au lieu d'aviser la Préfecture, comme il y était tenu par les articles I et IV de l'arrêt du Conseil d'État du 16 juillet 1784, des faits qui se multipliaient autour de lui, il s'en remit tranquillement, pour en obtenir la fin, aux soins de la Providence.

Au moment où j'allais quitter Ervillers, j'appris qu'un jeune homme, ayant été valet de charrue daus

la ferme Leleu, souffrait beaucoup d'un mal que le
public, instinctivement, soupçonnait être la morve.

Je me rendis auprès de ce jeune homme et j'eus
bientôt la certitude qu'il était en effet atteint de la
diathése morvo-farcineuse : la maladie parlait trop
haut pour qu'il fût possible de la méconnaître alors.

Vous en jugerez, Messieurs, par la description
qui va suivre et qui m'a été adressée par M. Maguez.
médecin très-éclairé du Pas-de-Calais, mais qui,
dans cette affaire, a trop scrupuleusement gardé, à
mon avis, le secret professionnel.

OBSERVATION POUR SERVIR A L'HISTOIRE DE L'AFFECTION
MORVO-FARCINEUSE CHEZ L'HOMME.

« Le 2 mars 1874, je suis appelé pour donner mes
soins au nommé Gaillard (Augustin), de la commune
d'Ervillers, alité depuis la veille et se plaignant de
fièvre intense et de douleurs dans tous les membres.

« Le 4, même état ; le pouls bat 115 ; tous les
organes interrogés me laissent incertain sur le diag-
nostic.

« Le 6, violentes douleurs dans les articulations
et, bien qu'elles n'offrent pas de gonflement, je
pense avoir affaire à un rhumatisme articulaire aigu.

« Le 9, il se déclare un gonflement à la partie supérieure et interne de la jambe gauche ; il y a, sur
le trajet des lymphathiques qui remontent vers

l'aine, une corde qui se prolonge jusque vers le tiers inférieur de la cuisse.

« Le 12, abcès ovoïde de 8 à 9 centimètres, s'étendant dans le sens de la longueur du membre, douloureux, bosselé, rouge foncé.

« Le 13, incision de l'abcès qui donne un pus grisâtre sanieux. La fièvre tombe.

« Le 16, l'abcès est transformé en ulcération profonde, à fond grisâtre, sécrétant un pus visqueux, jaunâtre, mêlé de sang.

« Le 20, nouvel abcès au bras droit.

« A partir de ce moment et pendant l'espace de dix-neuf mois, dix-sept abcès de même nature se sont manifestés successivement sur les membres et au cou. Pendant tout ce temps, le malade mange, mais il reste sans forces et sa constitution est profondément altérée.

« Il y a à l'articulation tibio-tarsienne gauche un gonflement des tissus profonds, douloureux, sans rougeur, qui lui rend la marche pénible.

« Vers le 8 octobre 1875, une glande apparaît à l'angle de la mâchoire du côté droit ; elle augmente successivement de volume, reste délimitée, bosselée à son contour, devient dure, adhérente à l'os ; elle s'ulcère et suppure.

« Le 1ᵉʳ novembre 1875, le malade commence à rendre par la narine droite un liquide séro-purulent : la membrane pituitaire de la cloison est rouge, gonflée.

« Le 4, on voit l'ulcération qui a son siége sur la cloison au niveau de la jonction du cartilage avec le vomer.

« Le 11, la plaie s'est creusée de toute l'épaisseur de la muqueuse, le vomer est à nu, les bords de l'ulcère sont coupés à pic ; il y a de légères épistaxis ; le liquide qui sort de la narine est jaunâtre, visqueux, strié de sang ; il y adhère le matin au réveil sous forme de croûtes jaunâtres, poisseuses.

« Le 12 mars 1876, le malade se plaint de gène pendant la déglutition, et je constate une ulcération grande comme une pièce de 50 centimes au niveau de l'union du voile du palais avec la voûte palatine.

« Le 20, la perforation est faite, l'ouverture a 2 centimètres de largeur.

« Aujourd'hui, 19 août 1876, le malade porte à la cuisse gauche une plaie qui suppure toujours ; l'ulcération de la glande du cou suppure aussi ; le jetage est abondant ; le vomer est perforé ; le palais, depuis huit jours, est recouvert d'une couche grise d'aspect diphthérique, limitée par un cercle rouge que forme la muqueuse enflammée : c'est une large ulcération qui se prépare et va mettre à nu les deux tiers de la surface osseuse qui forme la voûte palatine.

« Le sujet a vingt-huit ans, il était d'une constitution robuste, il n'a jamais été malade, il a parfaitement supporté les misères que la guerre de 1870 a values à nos malheureux prisonniers en Prusse.

« Il n'a jamais eu la syphilis, de son aveu, et

n'offre sur le corps aucune trace de cette maladie ; son père et sa mère sont sains, ses grands parents, que j'ai connus jouissant d'une belle vieillesse, sont morts. l'un à soixante-seize, l'autre à quatre-vingt-deux ans.

« Il a eu avec une fille du village, sa maîtresse, un enfant qui venait au monde trois mois après que lui-même tombait malade ; cet enfant venu bien conformé, avait une belle croissance, lorsqu'il fut enlevé par le choléra enfantile qui est venu se greffer sur une diarrhée épidémique dont il était atteint.

« Je pense que, comme conséquence des faits que j'ai relatés, je suis autorisé à conclure que cet homme est atteint d'affection morvo-farcineuse. »

Je n'ai pas voulu, Messieurs, que cet exemple d'autant plus affligeant que ce n'est pas le *propriétaire coupable* qui porte la peine de sa faute, mais le *domestique innocent* qui est frappé dans sa santé, très-probablement dans sa vie, je n'ai pas voulu, dis-je, qu'un pareil exemple des dangers auxquels expose l'inobservation des règlements relatifs aux épizooties restât sans enseignement.

J'ai donc entrepris une œuvre de propagande sanitaire pour laquelle j'ai trouvé le concours pécuniaire du Ministère de l'agriculture et de la Société de médecine vétérinaire du Nord et du Pas-de-Calais ; et, en démontrant expérimentalement que la maladie d'Ervillers est bien la morve, que cette morve, sous la forme la plus chronique, après plus de deux ans d'existence, est toujours transmissible de l'homme au cheval, à l'âne et à la chèvre, j'aurai plus fait pour l'hygiène des personnes préposées aux soins des chevaux que ne le pourraient jamais les conseils qui ne sont pas appuyés de leur preuve. Du même coup, j'aurai fait taire les insinuations intéressées des gens qui, non contents d'avoir empoisonné l'existence de ce malheureux, cherchaient encore à l'atteindre dans son honneur, ou plutôt dans sa réputation, en rapportant à la syphilis le mal qu'il a contracté à *leur service et par leur faute* (1). Je serai enfin plus fort pour conseiller une demande d'indemnité à titre de dommages et intérêts et au besoin pour la faire accorder par les tribunaux, dût-elle ne pas profiter au malade, mais simplement à son père et à sa mère qui le soignent avec dévouement.

J'arrive maintenant aux détails des expériences que je me bornerai à enregistrer tels qu'ils se sont produits, réservant mes propres réflexions pour la police sanitaire.

(1) La syphilis ne se communique ni aux solipèdes ni aux ruminants, comme il résulte de tentatives d'inoculation faites par MM. Hunter, Ricord, Cullerier et Lafosse, de Toulouse. « Elles n'ont même pas produit, dit ce dernier expérimentateur, un effet morbide local. » (*Traité de pathologie vétérinaire*, t. III, p. 825.)

Le dimanche 9 juillet dernier, Augustin Gaillard est amené à mon domicile, par son médecin ordinaire, M. Magnez ; il se déshabille complétement et se soumet sans difficulté à l'examen de MM. les docteurs Biencourt, Dehée, médecin des épidémies, qui le voit pour la seconde fois, Germe et Leclercq, professeurs à l'École de médecine d'Arras, Bernard, médecin-vétérinaire, à Aubencheul-au-Bac, Canu, au 3ᵉ régiment du génie, à Arras, Gellez, à Carvin, Garet, à Douai, et Tétart, à Bapaume.

Après avoir recueilli séparément le jetage qui obstrue sa narine droite, le pus qui adhère aux chancres de la cloison nasale, du voile du palais et du pharynx, et enfin toute la matière également purulente qui recouvre une plaie farcineuse de la cuisse gauche, nous nous rendons à l'écurie où sont déposés cinq animaux dont deux ânesses, un âne hongre et deux juments déjà âgées, mais en parfaite santé et ne présentant aucun signe objectif de la morve ou du farcin ni d'aucune autre maladie.

II.

RÉSULTATS D'INOCULATIONS
AU CHEVAL, A L'ANE ET A LA CHÉVRE.

—

Sujet nᵒ 1.

Anesse de petite taille, âgée de vingt ans environ, en parfait état d'embonpoint, très-grasse même et mangeant avec appétit.

Inoculée, le 9 juillet, avec du virus recueilli sur la cloison nasale, sur les ulcérations du voile du palais et celles du pharynx, par trois piqûres de lancette dans le milieu de l'encolure, un peu au-dessus de la gouttière de la jugulaire droite, et trois autres piqûres à la commissure gauche des lèvres.

Le 13 au soir, la bête est triste, mange peu, soulage souvent ses membres et accuse des douleurs articulaires Les piqûres de la commissure des lèvres sont cicatrisées, celles du cou présentent une légère tuméfaction ; la respiration est plus pressée, le pouls est à 52.

Le 14, la tuméfaction de l'encolure est plus prononcée ; elle est sensible à la pression et se continue par une corde œdémateuse jusqu'au ganglion pré-pectoral que l'on palpe aisément entre la pointe du sternum et celle de l'épaule. Les yeux sont chassieux, poil terne, dur, légèrement hérissé, soif ardente, artère tendue, pouls à 65, flanc rétracté, irrégulier, marquant le soubresaut comme dans la pousse, tremblements musculaires, inappétence absolue, tristesse profonde, décubitus prolongé, amaigrissement rapide, épaules écartées de la poitrine, accès de toux de loin en loin, jetage séreux par la narine droite.

Le 15 au matin, tous les symptômes se sont aggravés, le pouls est à 74 ; la corde caractéristique de l'angioleucite morveuse de l'encolure est très-marquée et tellement douloureuse que l'animal, qui paraît anéanti, cherche encore à se soustraire à la moindre pression. Vers le soir, le pouls est à 80 ; la malade tombe sur la litière et meurt dans la nuit du 15 au 16.

L'ouverture du cadavre a lieu le 17 juillet, sous les yeux de mes collègues MM. Delplanque, Garet et Tétart. Après l'enlèvement de la peau, la corde qui sillonnait l'encolure est encore parfaitement appréciable ; elle est formée par un dépôt, dans le tissu conjonctif, d'une matière jaunâtre comme glaireuse ; le ganglion prépectoral auquel elle aboutit est environné, infiltré de la même matière et considérablement augmenté en volume ; sa substance propre est d'aspect noirâtre.

Le poumon est dans un état indescriptible ; il présente, faisant saillie sous la plèvre et, plus profondément, dans la substance pulmonaire, des centaines de nodules du volume moyen d'une noisette, s'écrasant sous la pression des doigts, mais ne présentant sur aucun point la moindre trace de suppuration ; ils sont jaunâtres à leur centre, — cette teinte tourne au gris en se rapprochant de la périphérie, — entourés d'une auréole inflammatoire hémorrhagique qui est elle-même pointillée de tâches noires. Les lésions sont tellement graves de ce côté qu'on se demande si la morve a pu les déterminer dans un si court espace de temps, du 9 au 16 juillet : l'inoculation à la chèvre s'est chargée, comme nous le verrons plus loin, de lever toute espèce de doute à cet égard (1).

La muqueuse nasale est fortement congestionnée, épaissie, mais ne présente que quelques points blanchâtres qui eussent sans doute été les lieux d'élection des ulcérations si la diathése morveuse avait eu le temps de parcourir toutes ses phases

Sujet n° 2.

Ane d'assez forte taille, hongre, quinze ans, ayant un pied déformé, bien portant du reste et mangeant de grand appétit.

(1) Cette preuve, à la rigueur, n'était pas indispensable ; les belles expériences de M. le professeur Saint-Cyr (publiées dans le *Journal de l'École vétérinaire de Lyon* années 1862 et 1863) avaient démontré combien l'âne est un terrain propice à l'évolution de la morve inoculée.

Inoculé, le 9 juillet, avec du pus provenant de la plaie déjà ancienne que le malade porte à la cuisse gauche, par trois piqûres à la commissure droite des lèvres, deux à l'encolure et une au plat de la cuisse, ces dernières du côté gauche.

Le 14, un des points inoculés de l'encolure est tuméfié et chaud, toutes les autres piqûres d'inoculation sont cicatrisées par première intention.

Le 15, la tuméfaction se continue par en bas sous forme de corde mal délimitée ; l'animal, qui, jusqu'à ce jour, n'avait point accusé de sérieux malaise, est moins gai et ne mange pas comme les jours précédents, le pouls est à 54.

Le 16, le point d'inoculation non cicatrisé représente une plaie ulcéreuse, à bords irréguliers, qui se couvre bientôt d'une croûte épaisse adhérente.

Les 17, 18 et 19, la tuméfaction initiale de l'encolure et son prolongement funiculaire s'effacent.

Du 20 au 25, la tristesse augmente, les forces diminuent en même temps que l'appétit, mais les phénomènes d'infection morveuse ne marchent plus avec la même rapidité que dans l'exemple précédent.

Du 26 au 29, tous les symptômes s'aggravent, la faiblesse est extrême, le pouls est à 82 ; l'animal est comme anéanti, il est couché sur la litière, se plaint souvent et ne peut plus se relever. Je le fais transporter, vers le soir, à l'équarrissage, et je recommande de le sacrifier immédiatement pour abréger de quelques heures son agonie.

Le 30, nécropsie pour laquelle je suis aidé par mon collègue, M. Canu.

La pituitaire est tuméfiée et d'un rouge violacé presque noir ; elle est parsemée de petites pustules blanchâtres, recouvertes par une pellicule épithéliale extrêmement fine ; toutes ces pustules, dont plusieurs sont sur le point de s'ulcérer, ont une couronne de taches ecchymotiques irrégulièrement arrondies. La face supérieure du voile du palais est elle-même parsemée de ces élevures variant du volume d'un grain de sable à celui d'un grain d'orge mondé. Les poumons offrent de petits nodules trèsnombreux, absolument semblables à ceux que nous avons signalés sur le sujet n° 1 et que, pour cette raison, nous ne décrirons pas de nouveau.

Sujet n° 3.

Jument de race commune, sous poil blanc, âgée de quatorze ans ; état d'embonpoint satisfaisant, appétit ne laissant rien à désirer.

Inoculée, le 9 juillet, avec le virus de la narine et du voile du palais par trois piqûres à la commissure gauche des lèvres et deux piqûres au côté droit de l'encolure.

Le 14, les piqûres faites à l'encolure sont cicatrisées par première intention, celles de la commissure des lèvres sont le siége d'une légère tuméfaction inflammatoire, chaude, douloureuse, remontant un peu

vers le bord de la mâchoire en suivant le trajet de
la veine maxillaire externe ou glosso-faciale.

Les 17 et 18, la tuméfaction est plus considé-
rable ; chaque piqûre est caractérisée par une petite
tumeur du volume d'une noisette et entourée d'un
engorgement d'abord diffus, mais qui se dessine
bientôt en formant une véritable corde sur le trajet
de la glosso-faciale. Les ganglions de l'auge, du côté
gauche seulement, sont gros, douloureux, accom-
pagnés d'une infiltration œdémateuse périphérique.

Le 19, les piqûres d'inoculation sont transformées
en plaies ulcéreuses intéressant toute l'épaisseur du
derme ; elles sont larges comme une pièce de 20
centimes, à bords frangés et comme taillés à l'em-
porte-pièce.

Du 24 au 27, il y a un peu de fièvre, mais l'appétit se maintient.

Le 28, les ulcérations paraissent se rétrécir ; la
corde qui les relie aux ganglions sous-maxillaires
est moins forte ; ces ganglions ont aussi diminué de
volume.

Le 30, les plaies sont presque entièrement fermées mais reposent encore sur une base indurée.

Les 2 et 3 août, les piqûres d'inoculation sont
recouvertes d'une mince croûte ; la corde lympha-
tique n'a persisté que sur un seul point ; les ganglions de l'auge ne paraissent plus rattachés aux
piqûres ; ils sont encore gros cependant et bosselés,
mais moins empâtés.

Les 6, 7, 8, 9 et 10, la cicatrisation des piqûres d'inoculation est complète, leur aspect rayonné dénote leur ancienne forme ulcéreuse, la corde qui les reliait aux ganglions sous-glossiens a disparu. Ces derniers ont en quelque sorte repris leur volume normal ; ils sont pourtant légèrement bosselés et plus durs que ceux du côté droit. Il y a jetage aqueux tombant en gouttelettes de la narine gauche.

Les 12, 13, 14, 15, 16, les ganglions de l'auge sont de moins en moins perceptibles et il faut en quelque sorte des doigts prévenus pour les retrouver et leur attribuer un reste de signification.

La bête est sacrifiée le 17 août, quarante et un jours après le début de l'expérience, et nécropsiée deux heures après la mort, en présence de MM. Canu et Garet.

Les ganglions sous-maxillaires et pharyngiens du côté gauche sont logés profondément dans l'auge ; ils sont demi-indurés, un peu plus gros que ceux du côté opposé ; quand on les incise, on trouve dans leur substance quelques points hémorragiques.

Le poumon présente de très-nombreux foyers inflammatoires variant du volume d'un grain de millet, à celui d'une noisette, ceux-là superficiels, visibles et tangibles à travers la plèvre, les autres plus volumineux et disséminés dans toute la substance pulmonaire ; ils sont gris jaunâtre, à leur centre, de couleur foncée, infiltrés de sang à leur périphérie, consistants et sans tendance à la suppuration.

Les cavités nasales n'offrent rien de caractéristique: la muqueuse est rouge, son réseau veineux est distendu par du sang en partie coagulé ; nulle trace d'élevure pustuleuse ni de chancre.

Sujet n° 4.

Anesse du pays, forte, âgée de plus de vingt ans, maigre, mais mangeant bien. Inoculée, le 9 juillet, avec du virus de la plaie de la cuisse par trois piqûres faites un peu au-dessus de la jugulaire gauche et deux autres à l'aile interne de la narine droite.

Le 12, les piqûres sont cicatrisées et à peine reconnaissables.

Le 17 août, la bête est sacrifiée sans s'être ressentie un seul instant de l'inoculation.

La nécropsie, faite quelques heures après la mort, ne laisse voir aucun indice de lésion, ni dans la cavité sous-glossienne, ni dans les fosses nasales, ni dans les poumons.

Sujet n° 5.

Jument de race boulonnaise, sous poil blanc, âgée de dix-sept ans, boîteuse d'un membre postérieur par suite de vessigon articulaire, état général bon, appétit excellent.

Inoculée, le 9 juillet, avec du virus pris à la même

source que celui qui a servi aux numéros 2 et 4, par deux incisions à l'encolure et deux autres sur le trajet de la saphène. Une des incisions de l'encolure est agrandie et reçoit même une portion de la charpie qui avait absorbé depuis la veille toutes les sécrétions de la plaie que Gaillard porte à la cuisse.

Le 12, toutes les piqûres sont cicatrisées, à l'exception de celle qui a été transformée en poche sous-cutanée pour recevoir le linge chargé de matière purulente.

Le 14, elle forme une petite tumeur qui s'ouvre, le 16, pour laisser sortir le corps étranger et un peu de pus bien élaboré. La plaie qui en résulte est de bonne nature et se ferme quelques jours plus tard. On n'observe, d'ailleurs, ni jetage, ni engorgement glandulaire, ni chancre. La jument est sacrifiée le 18 août, et la nécropsie, faite immédiatement après la mort, est absolument négative.

Sujet n° 6.

Chèvre âgée de quatre ans, en parfait état de santé.

Inoculée, le 17 juillet, en présence de MM. Delplanque, Garet et Tétart, avec du virus pris sur le poumon de l'ânesse inscrite sous le n° 1 et morte si rapidement. Trois piqûres sont faites à la commissure droite des lèvres, une au côté gauche de l'encolure, une autre à l'oreille et une dernière au-dessous de la vulve.

Pendant les six premiers jours qui suivent l'inoculation, la bête n'accuse pas de changement appréciable dans sa manière d'être ; elle mange toujours avec bon appétit, mais, à dater du 24 juillet, elle paraît souffrante, les poils sont un peu hérissés, elle mange moins bien, le siége de chaque piqûre est enflammé, rouge, douloureux.

Les 26, 27, 28, les symptômes s'aggravent, les tuméfactions de la commissure des lèvres, du cou, de la vulve sont proéminentes et recouvertes d'une croûte rugueuse. La malade est efflanquée, elle maigrit beaucoup, laisse couler un peu de liquide séreux mêlé de mucus par la narine droite.

Les 29, 30 et 31, les poils de la face se redressent et font paraître la tête beaucoup plus grosse ; le jetage augmente, les glandes de la cavité sous-glossienne sont volumineuses, empâtées plutôt que dures.

Du 4 au 9, la bête, qui était d'humeur batailleuse, n'attaque plus quand on l'approche, elle jette par les deux narines ; les plaies des piqûres, qui ne se sont jamais fermées, s'agrandissent, bourgeonnent, font saillies et sont recouvertes d'une épaisse croûte en forme de champignon. Sur le chanfrein, des points d'inoculation à l'angle lacrymal de l'œil, part une corde reliant quatre abcès gros chacun comme une noisette. Le jetage devient plus abondant, se concrète et obstrue les narines. Des chancres se montrent sur le champ visible de la pituitaire, la malade n'accepte plus qu'un peu d'avoine; yeux chassieux, quelques gouttelettes de sang coulent par la narine et, pour parler plus exactement, il y a des épistaxis.

Le 12, la prostration et l'amaigrissement sont extrêmes, râle nasal très-accusé, respiration pressée, haletante.

Les 13, 14 et 15, la bête reste couchée et ne peut plus se relever; elle est sacrifiée par effusion de sang, le 17, au moment où elle expirait.

Nécropsie en présence de MM. Canu et Garet: *Cavités nasales.* — La muqueuse est fortement épaissie, particulièrement sur le cornet ethmoïdal, et présente de nombreux tubercules, les uns gros comme un grain de blé, les autres plus petits et des chancres non moins nombreux. Ces derniers sont isolés sur quelques points et réunis ailleurs, de manière à ne plus former qu'une vaste plaie ulcéreuse festonnée, présentant des reliefs chagrinés et friables.

La pituitaire, sur le côté gauche de la cloison, offre trois tubercules miliaires; à droite, sur la partie inférieure du cornet maxillaire, des chancres et des tubercules.

Le poumon ne laisse voir que sept ou huit foyers inflammatoires, formant des nodules résistants à la pression, mais d'origine récente cependant et entourés d'une auréole hémorrhagique.

III.

POLICE SANITAIRE.

—

1. — Organisation d'un service des épizooties.

Je n'aurais rien à ajouter à ce qui précède si mes observations cliniques et expérimentales n'avaient qu'un intérêt spéculatif, et s'il était possible d'appeler l'attention sur la diathèse morvo-farcineuse sans rechercher, en même temps, les moyens de l'éteindre, de prévenir sa transmission à l'homme d'abord, aux animaux ensuite.

Le moment est propice pour une pareille étude puisque le Gouvernement tente, de son côté, un grand effort en vue de protéger nos espèces animales domestiques contre toutes les contagions qui les déciment, nous coûtent, bon an mal an, cent millions de francs et, en diminuant nos ressources alimentaires, ouvrent, pour l'espèce humaine, la porte plus grande aux maladies et à la mort.

En instituant un Comité consultatif des épizooties, en poursuivant l'organisation d'un service sanitaire

et la fusion en une seule loi de tous les arrêts, règlements et ordonnances qui régissent la matière,
M. le Ministre de l'agriculture a prouvé combien il
comprend le rôle du bétail dans la production agri-
cole française et que, s'il y a quelque mérite, comme le voulait Sully, à faire croître deux épis de blé
au lieu d'un, il n'y en a pas moins à conserver
deux têtes de bétail là où auparavant on n'en
conservait qu'une seule; en bonne logique, ceci
doit même précéder celà.

Nous nous plaisons donc à espérer que les hommes
investis de la confiance de M. le Ministre ne se
montreront pas inféri urs à leur tâche ; que, con-
naissant la résistance représentée par les épizooties,
ils sauront se servir des vétérinaires comme levier,
trouver le point d'appui et nous faire marcher du
même pas que les Suisses, les Allemands, les Hollan-
dais, les Belges et les Anglais. Si notre avis pouvait
leur être de quelque utilité, et que l'organisation projetée ne fût pas seulement pour les vétérinaires une
nouvelle occasion de devoirs à remplir, sans droits à
espérer, nous conseillerions le concours pour *tous* les
emplois, nous exigerions des agents de l'institution
et tout au moins des chefs du service dans chaque département, qu'ils vulgarisassent, par des conférences
hebdomadaires, les préceptes de l'hygiène et les
prescriptions des lois sanitaires, puis nous laisse-
rions à chacun la faculté de choisir le lieu de sa rési-
dence dans le ressort de ses opérations adminis-

tratives (1). Il y va, du reste, de l'intérêt de l'État de se montrer très exigeant dans le choix de ses représentants à tous les degrés, de prendre les plus dignes partout où ils se trouvent, puisqu'ils ne lui apportent d'autorité et de crédit qu'en raison de leur savoir et de leur honorabilité.

Mais revenons à la diathèse morvo-farcineuse et à quelques-unes des mesures qui lui seraient le plus utilement opposées.

2. — La contagion supposée cause unique de la transmission de la morve.

La police sanitaire, ce complément de l'hygiène publique, ayant pour unique but de prévenir et d'arrêter les effets des contagions, tout projet de loi sur cette matière devrait considérer la diathèse morvo-farcineuse comme exclusivement contagieuse. Aussi bien, le législateur ne serait pas très éloigné de la vérité car, si, sur *cent* cas de morve, les praticiens qui ne sont plus aveuglés par l'esprit de doctrine, les souvenirs de livres et d'école, en concédent *un* à la spontanéité, beaucoup parmi eux se demandent si cette concession est justifiée, si elle n'est pas excessive.

(1) Hurtrel d'Arboval, le plus savant de mes prédécesseurs dans le Pas-de-Calais, n'habitait pas le chef-lieu du département, mais un simple hameau de l'arrondissement de Montreuil.

En ce qui me concerne, je ne nie pas la spontanéité, je la conçois, mais sans en rien apprendre et la regarde comme une hypothèse de laquelle je n'ai cure ni besoin pour le but que je poursuis et la manière de l'atteindre. Quand je la cherche, elle m'échappe et disparaît, *fugit ad. salices et se cupit ante videri*, et si je la retrouve, c'est sous forme de contagion.

La contagion, voilà le *fait positif* et je crois qu'il est du devoir du vrai praticien de s'y référer sans cesse, de se montrer sobre de conjectures, d'affirmations surtout, là où l'observation directe devient impossible ; de se souvenir que, si la science médicale a fait peu de progrès, comparativement à la physique et à la chimie, depuis le commencement de ce siècle, cela tient, pour beaucoup, à ce qu'elle est restée peuplée d'entités métaphysiques, et qu'au lieu de s'en tenir à *l'objectivité*, elle s'est obstinée, par orgueil, ou pour dissimuler son ignorance, à s'enfoncer dans l'abstraction et la fantaisie.

La réaction devait se faire, elle se fait, et nous voyons aujourd'hui que la médecine se laisse de plus en plus guider par l'observation et l'expérience appliquées à l'investigation des phénomènes morbides. Mais pour la morve, par exemple, que de talent et de temps perdus à courir après les chimères ! Ne le regrettons pas trop, puisqu'enfin, nous assistons à la dernière bataille, au triomphe de la méthode positiviste, et que nous voyons *le dernier stratégiste de la spontanéité à outrance* abandonner une cause qu'il considère comme vaincue, l'abandonner à regret, non parce qu'elle est vaincue, mais parce qu'elle est mauvaise. Il a fallu plus d'un demi-siècle de lutte pour arriver à ce résultat : il ne faut donc pas s'étonner qu'en dehors de l'arène scientifique, des opinions anciennes, quoique irrévocablement condamnées, aient une si longue et si vivace agonie.

3. — Déclaration des maladies contagieuses.

La déclaration domine toute la police sanitaire puisqu'elle a pour but de mettre l'autorité à même de parer aux périls des contagions aussi promptement qu'ils apparaissent, et je comprends qu'elle ait été rendue obligatoire, pour le vétérinaire, par l'arrêt du Conseil d'État du 16 juillet 1784, arrêt inspiré par Chabert, qui était alors directeur de l'école d'Alfort et contagioniste fervent par rapport à la morve.

Je sais par expérience combien cette obligation répugne à la grande majorité des vétérinaires, et quelle grave atteinte elle porte à la liberté de ceux qui ne font pas partie de notre rudiment d'organisation sanitaire, mais c'est la loi, une loi dure, que je repousse en principe, mais à laquelle je me soumets par devoir, que j'approuve même, sous certaines réserves, comme praticien, parce que je la crois susceptible de rendre de sérieux services. Jusqu'à ce jour elle n'a pas révélé son utilité d'une manière éclatante, mais aussi la déclaration par le vétérinaire est restée à l'état de très-rare exception et rien ne prouve qu'il en serait de même si la loi projetée exigeait de tous les agents du service des épizooties qu'ils signalassent les maladies contagieuses dont ils auraient constaté ou soupçonné l'existence.

Ce n'est pas la première fois que j'aborde ce sujet délicat ; je m'y suis essayé, en mai 1874, devant une réunion de collègues du Nord et du Pas-de-Calais, qui, loin de me suivre, se tournèrent contre moi en prétendant que si ma manière de voir était jamais acceptée, elle aurait pour effet de les rendre odieux, et qu'au lieu de servir l'État, comme j'en avais le désir, je ne servirais que l'empirisme. Cette objection ne m'a pas arrêté tout-à-fait, mais elle mérite réflexion, car il est bien vrai que dans *l'état actuel des choses*, le vétérinaire s'expose, en faisant la déclaration quand même, à indisposer et à perdre, non-seulement le client qui en est l'objet, mais les voisins qui, entrevoyant pour eux-mêmes pareille perspective, iront chercher l'empirique dont la discrétion leur est assurée quoi qu'ils fassent. A ce point de vue, toutes les situations ne sont pas comparables et ce qui serait facile ici, devient impossible ailleurs. A Paris, par exemple, la déclaration officielle, par l'homme de l'art, n'aurait pas les mêmes inconvénients que dans les communes rurales. Là, on se trouve dans un milieu intelligent, éclairé, la main gauche ignore en quelque sorte ce qu'a fait la droite ; ici, au contraire, il faut se défendre à chaque pas contre l'ignorance et le préjugé ; *tout se sait*, et on redoute moins, peut-être, le sacrifice d'un animal, sans espoir d'indemnité, que les conversations, la satisfaction des envieux et la mauvaise renommée qu'acquiert, pour quelque temps, le bétail et ses produits.

Ne comptons donc sur le secours de la déclaration par le vétérinaire que d'une manière exceptionnelle et puisque ce dernier veut rester exclusivement médecin et conseiller, qu'il se prétend souvent condamné par l'intérêt, ce code ordinaire, à ne point sortir de ce rôle, espérons au moins que ses conseils ne feront jamais défaut, qu'ils seront écoutés ; mais, comme il n'est pas si grand espoir auquel je ne préfère la plus mince réalité, voyons s'il n'est pas d'autres moyens aussi efficaces de *connaître* les contagions.

4. — Inspection des foires et marchés, des abattoirs de chevaux destinés à la consommation, des clos d'équarrissage, etc., etc.

L'inspection, au double point de vue de l'hygiène publique et de la police sanitaire, des foires et marchés aux chevaux, des établissements hippophagiques et de leurs abattoirs, des entreprises de transports par voitures et du halage des bâteaux, des écuries des maquignons et autres marchands interlopes, des clos d'équarrissage, etc., est tellement indiquée, qu'il suffirait en quelque sorte de la signaler, de la mettre en lumière, pour en faire saisir l'impérieuse nécessité.

J'ai démontré naguère que, par les abattoirs publics et privés, on pouvait connaître la provenance des bestiaux affectés de péripneumonie ou de tuberculose, se renseigner réciproquement d'arrondissement, de département à autre, et opposer partout à la fois au progrès de la maladie une barrière infranchissable. Un seul de nos collègues, M. E. Delplanque, président de la Société vétérinaire du Nord et du Pas-de-Calais, a profité de la démonstration et voici en quels termes il l'apprécie dans un rapport adressé tout récemment à M. le Préfet du département du Nord, cette terre promise de la péripneumonie :

« Un arrêté de M. le Maire de Douai, en date du 5 août 1874, autorise l'inspecteur de l'abattoir à rejeter les viandes introduites en ville par quartiers, quand le poumon n'est pas resté adhérent à l'un de ces quartiers. Sur les animaux sacrifiés à l'abattoir, le poumon ne doit pas être séparé du corps avant la visite journalière de l'inspecteur. Cette excellente disposition, empruntée à un arrêté de M. le Préfet du Pas-de-Calais, en date du 21 avril 1873, mériterait d'être généralisée et rendue obligatoire dans tout le département ; grâce à elle, en effet, non-seulement on se trouve renseigné avec l'exactitude la plus rigoureuse sur les ravages que peuvent exercer dans le rayon d'approvisionnement d'une ville, la pleuropneumonie et la tuberculose, mais encore, en imposant aux directeurs des abattoirs l'obligation d'inscrire sur les registres d'entrée la provenance exacte des animaux présentés, on saurait toujours, *sans même avoir besoin de recourir à la déclaration*, quelles sont les communes et même les étables où sévit la maladie. »

Ce moyen de contrôle, excellent pour la péripneumonie, ne serait pas moins avantageux pour la morve si on l'appliquait dans les abattoirs de chevaux destinés à la consommation (1) et dans les équarrissages, comme je le demande depuis longtemps déjà. Ces derniers établissements devraient être soumis à une surveillance rigoureuse, et les surveillants tenus eux-mêmes d'enregistrer, pour chaque animal, la cause de la mort ou de l'abattage,

(1) Est-il certain que la viande farcineuse imparfaitement cuite sous forme de horse steak ne soit pas capable de communiquer la morve ou le farcin au consommateur ? J'ai tellement peu la certitude à cet égard, que je ne laisse pas livrer un seul cheval à la consommation sans l'avoir scrupuleusement visité vivant et mort (le farcin après l'enlèvement de la peau pourrait n'être pas facilement reconnaissable), sans avoir exploré le poumon et les cavités nasales dans toute leur étendue.

le nom, la demeure du propriétaire, et, au moindre
soupçon de mal contagieux, d'aviser l'autorité ad-
ministrative.

5. — Classement annuel des chevaux et des mulets susceptibles d'être mobilisés pour le service de l'armée.

Le classement annuel des chevaux par des commissions auxquelles un vétérinaire est toujours adjoint, fournirait à l'administration un moyen certain
de se renseigner d'une manière précise sur l'état
sanitaire de tous les chevaux de nos quatre-vingt-
six départements.

Nous avons prouvé l'an dernier et cette année-ci
que, grâce à cette utile institution, on pourrait connaître les foyers de la diathèse morvo-farcineuse, les
éteindre et atténuer les effets de la non-déclaration.
Mais pour obtenir un résultat aussi désirable, il
faudrait que l'inspection eût toujours lieu à la commune, qu'aucun animal, jeune ou vieux, n'en fût
exempt, dût-on voir à domicile les chevaux des
grands services publics. Il faudrait également que
M. le Ministre de l'Agriculture s'entendît avec son
Collègue de la Guerre pour faire cesser entre les
membres des Commissions de classement, des dis-
tinctions, des inégalités injustifiables et pour les y
admettre tous au même titre.

C'est ainsi, du reste, que l'a voulu l'Assemblée

nationale le jour où, pour faire accepter sans résistance la loi relative à la conscription des chevaux, des 1er et 8 août 1874, pour accorder aux contribuables une garantie qu'ils désiraient, elle a décidé par l'article 2, que les opérations de classement et de réquisition seraient faites par des Commissions *mixtes*, c'est-à-dire par des hommes appartenant à l'armée et à la population civile, mais ayant les mêmes attributs. Au cours de la discussion engagée à ce sujet, M. le vicomte d'Aboville a même demandé, dans le but avoué de protéger les intérêts particuliers, que chaque Commission comprît *deux délégués civils*.

Or, est-ce une Commission *mixte* que celle qui est composée de trois membres, dont deux seulement, le président, un militaire toujours, et le délégué civil ont voix délibérative, mais avec cette restriction inouïe qu'en cas de partage, la voix du président est prépondérante. Quant au vétérinaire, qui a fait de l'organisation du cheval, une étude approfondie, on lui dit *sans détour* qu'il n'a que voix consultative!

Certes, je ne suspecte pas les intentions de ceux qui ont conseillé des combinaisons si extraordinaires, j'accorde même qu'il était indispensable que la présidence fût réservée au militaire, afin d'imprimer aux réquisitions toute la célérité que les circonstances commanderaient, mais il ne fallait pas aller au-delà, il ne fallait pas éluder la volonté formelle, indéniable du législateur, ruser avec elle, ce qui est toujours d'un fâcheux exemple. Il y a du reste à cette manière d'agir d'autres inconvénients et je me demande ce qui adviendrait si un propriétaire refusait de présenter ses animaux et s'il prétendait, pour motiver son refus, que les Commissions, telles qu'elles sont constituées par décret du Président de la République, *rendu en exécution de la loi*, n'offrent pas les garanties inscrites dans cette dernière (1).

Le cas aurait quelque ressemblance avec celui de

______

(1) DÉCRET *rendu en exécution de la loi du 1er août 1874, pour le classement des chevaux, juments et mulets susceptibles d'être requis en cas de mobilisation de l'armée.*

Paris le 23 octobre 1874.

Le Président de la République française ;

Vu les articles 5 et 25 de la loi du 24 juillet 1873 ;

Vu la loi du 1er août 1874,

DÉCRÈTE :

ART. 1er. — Les Commissions mixtes à désigner dans chaque région par le général commandant le corps d'armée, pour procéder dans chaque commune, en présence du Maire, à l'inspection et au classement des chevaux, juments et mulets susceptibles d'être requis dans le cas de mobilisation de l'armée, sont composées ainsi qu'il suit : 1° un officier de l'armée active ou territoriale (troupes à cheval), président ; 2° un membre civil désigné par le Préfet.

(Ces deux membres ont voix délibérative, *mais en cas de partage, la voix du président est prépondérante*).

3° Un vétérinaire militaire ou à défaut un vétérinaire civil, avec voix consultative seulement.

certain meunier du moulin Sans-Souci, et il pourrait y avoir des juges ailleurs qu'à Berlin.

Honorer le travail sous toutes ses formes et dans toutes les conditions, c'est la meilleure manière de le faire aimer, d'en augmenter la somme et la qualité, c'est aussi le premier devoir de tout gouvernement s'intéressant à sa propre existence et à sa durée. Nous ne nous expliquerions donc pas que M. le Ministre de la Guerre refusât plus lontemps aux vétérinaires les attributions auxquelles ils ont plus de droit que personne, par la spécialité de leurs études, et que la loi leur confère explicitement, quand il serait si utile à la conservation de notre population chevaline, en général, de celle de l'armée en particulier, de leur demander un concours *actif*, non seulement comme hippologues, mais de plus comme médecins, et agents sanitaires.

Aucun observateur, que je sache, n'a encore appelé l'attention sur les germes de morve que les chevaux, à l'époque des grandes manœuvres, peuvent recueillir (ils en abandonnent peut-être bien aussi) sur leur parcours et dans les écuries infestées où ils séjournent. La contagion, contre laquelle ils ne sont pas prémunis, se donne alors libre carrière, mais, parce que ses effets ne se manifestent qu'après le retour dans les garnisons, ce sont les travaux dits excessifs et la spontanéité que l'on accuse de tout le mal. Ce n'est point sur hypothèse que je raisonne, puisque je connais, au moins, cinq grands foyers de morve ancienne dans deux cantons des arrondissements de Boulogne et de Montreuil où les troupes du premier corps d'armée vont se rendre sous quelques jours.

Cinq foyers de contagion connus, autant d'inconnus, ou mieux de non-léclarés, en voilà plus qu'il n'en faut pour entretenir l'épizootie pendant quelques années dans les régiments en station dans les départements du Nord et du Pas-de-Calais.

Cet état de choses si préjudiciable à la fortune et à l'hygiène publiques, comme aux intérêts du Trésor, toucherait à sa fin si MM. les Ministres de l'Agriculture et de la Guerre se concertaient pour que le classement annuel des chevaux eût pour but de reconnaître leur état sanitaire en même temps que leurs aptitudes.

6. — Abattage des chevaux morveux
ou suspects de morve.

L'abattage, cette brutale raison de la police sanitaire, devrait s'appliquer non-seulement aux animaux atteints de la diathèse morvo-farcineuse, mais aussi à ceux qui ne sont que suspects par suite de rapports habituels et immédiats de travail ou d'écurie avec des morveux.

Le moyen paraîtra rigoureux, mais je ne cache pas, qu'en cette matière, je suis tout-à-fait intransigeant

et que le plus habile, à mes yeux, est celui qui sait
sacrifier, sans faiblesse ni hésitation, quelques sujets,
si rassurante que soit leur *apparence*, pour sauver
la collectivité. Ce n'est pas en coupant un membre
sur la limite même de la gangrène que le chirurgien
fait reculer la mort ; c'est en allant au delà, en portant le fer dans les tissus sains, de peur qu'ils ne
soient entraînés à leur tour, *ne pars sincera trahatur*.

La temporisation, à l'égard des animaux *contaminés*, serait pernicieuse à tous les points de vue ; elle
obligerait à une surveillance de trop longue durée
pour qu'on n'eût pas à craindre quelque relâche-
ment, et, pour un cheval qui échapperait aux effets
de la contagion, trois ou quatre y succomberaient
après avoir occasionné des frais considérables et
multiplié les chances de propagation de la maladie.

L'abattage, tel que je le comprends, serait préfé-
rable ; il constituerait la meilleure des prophylaxies
ainsi que la meilleure sauvegarde des intérêts géné-
raux et particuliers, si l'État indemnisait équitable-
ment les propriétaires des sacrifices qu'il exigerait
d'eux (1).

(1) Les chiffres suivants pourraient fournir une base à la
fixation des indemnités.

CHEVAUX MORVEUX.

1° Déclarés, présentant un seul symptôme de morve et n'ayant
été soumis à aucun traitement . . . . . 1/2 de leur valeur.

2°   id. présentant deux symptômes . 1/3   id.

3°   id. présentant trois symptômes . Néant.

Dans tous les cas le prix des cadavres et de leurs dépouilles

Pour me résumer et conclure, je demande que le vétérinaire faisant partie du service sanitaire soit tenu. sinon de déclarer les contagions dont il connaîtrait ou soupçonnerait l'existence, au moins de vulgariser par des conférences les préceptes de l'hygiène et les prescriptions des lois y-relatives ; je demande également l'inspection sérieuse des foires et marchés, des établissements hippophagiques et de leurs abattoirs, des clos d'équarrissage ; le classement annuel et dans les conditions indiquées à l'article 2 de la loi des 1er et 8 août 1874, de *tous* les chevaux et mulets dans le but de reconnaître leur état de santé et leurs aptitudes : l'abattage des sujets morveux ou *contaminés* et enfin l'indemnisation *préalable*, qui en poussant les propriétaires à faire *volontairement et sur l'heure*, la déclaration de leurs animaux malades, serait la véritable clé de voûte, le couronnement de l'édifice.

appartiendrait au Trésor et les propriétaires qui n'auraient pas fait la déclaration ou qui auraient entrepris de traiter leurs animaux seraient passibles de dommages envers l'État dont ils auraient augmenté les risques.

CHEVAUX SUSPECTS.

Pour les chevaux abattus comme suspects de morve, même traitement que pour les bestiaux suspects de peste bovine : en conséquence le propriétaire aurait droit aux 3/4 de leur valeur, plus au produit du cadavre et de la dépouille ; mais si ce produit excédait le quart de la valeur de l'animal, l'indemnité serait réduite de l'excédant.

NOTE COMPLÉMENTAIRE.

Les faits si graves qui se sont produits dans la commune d'Ervillers, ont donné lieu à une poursuite en police correctionnelle et à une condamnation en deux cents francs d'amende, contre la dame veuve Leleu qui, pour mettre son fils hors de cause, avait assumé toute la responsabilité des infractions aux règlements sanitaires.

La peine est modérée si on la compare à la gravité du délit et à ses conséquences ; mais le tribunal ne pouvait pas se montrer plus sévère, ayant en face de lui, comme inculpée, une femme âgée de soixante-onze ans, absolument sourde et presque aveugle.

Les circonstances atténuantes ont donc été prises en considération dans une large mesure et je suis loin de m'en plaindre car, tout en signalant, comme mes fonctions m'en font un devoir, les maladies contagieuses partout où elles apparaissent, je suis, par caractère et par raison, très-disposé à l'indulgence et particulièrement à l'égard des coupables plus ignorants que mal intentionnés comme c'était ici le cas.

A la suite de sa condamnation, la dame veuve Leleu s'est obligée, par arrangement amiable, conclu devant notaire, en date du 2 octobre 1876 :

1° A payer une somme de quatorze cent trente-cinq francs, à titre d'indemnité, au sieur Augustin Gaillard, affecté de diathèse morvo-farcineuse par le fait et par la faute de la dite dame ;

2° A servir au même Augustin Gaillard , aussi longtemps que durera son incapacité de travail, une rente annuelle de trois cent soixante-cinq francs, payable par trimestre ;

3° Enfin, « à acquitter les frais de médecin faits à » ce jour et ceux à faire jusqu'à entière guérison du malade. »